I0842611

Nicola Munk

La migraine

Les solutions efficaces
pour en finir

AVANT PROPOS

Les migraineux ou les personnes sujettes aux maux de têtes récurrents sont bien souvent démunis face à ce fléau qui touche un trop grand nombre d'hommes et de femmes.

Après avoir tout essayé, la plupart d'entre eux baissent les bras et acceptent avec résignation leur migraine quand elle arrive en priant pour qu'elle ne dure pas trop longtemps : juste une matinée, une petite journée oui parfois étalée sur plusieurs jours malgré le repos et les diverses tentatives et les différents remèdes.

Il existe pourtant pour chaque cas de migraine et de céphalées des solutions naturelles et simples à tester et à appliquer pour que la migraine ne soit plus qu'un mauvais souvenir, une passade ayant bien assez duré et qui a trop longtemps pollué notre quotidien.

C'est ce que propose ce livre qui parcourt les origines les plus fréquentes de la migraine et élabore une solution pratique (et réaliste) pour éradiquer migraines et maux de têtes qui nous empêchent trop souvent de profiter pleinement de la vie.

QU'EST-CE QUE LA MIGRAINE ?

La crise migraineuse se traduit par une douleur (pulsatile ou lancinante), d'un côté de la tête, d'intensité modérée à sévère. Elle est souvent accompagnée de nausées légères (et parfois de vertiges). Il existe **différents types de migraines** et la **thérapie** doit nécessairement être **adaptée** à chaque **type** de migraine.

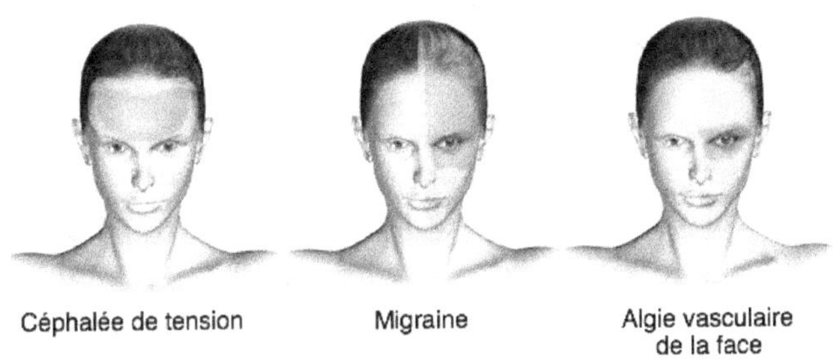

Hélas, il n'y a pas un remède unique et universel pour contrer ce fléau mais chaque migraineux peut trouver la solution pour diminuer les effets de sa migraine voire la faire totalement disparaître.

La migraine a pour origine une **libération de médiateurs inflammatoires** à l'extrémité des fibres de la douleur ou encore une **altération de la circulation cérébrale**. Une étude anglaise a prouvé que les synapses des personnes migraineuses présentaient une "hyperexcitabilité" à des neurotransmetteurs.

Chaque personne dispose d'un **patrimoine génétique** différent et peut avoir ou non, pendant sa vie - **ou simplement un moment de sa vie -** des migraines.

On trouve une certaine **prédisposition** héréditaire (**70%** des cas), toutefois d'autres facteurs externes ou non génétiques peuvent déclencher les migraines, ces **différents facteurs** sont essentiellement :

> le **stress** psychologique

> le sommeil

> la **déshydratation**

> la consommation **d'alcool ou de tabac**

> les **menstruations (ou règles) ou** la prise/le changement de **pilule** chez les femmes

> la consommation d'aliments spécifiques

> une lumière trop forte

> **une crise d'arthrose des cervicales**

> une névralgie au niveau du visage

> **un problème oculaire** (un œil travaillant moins qu'un autre par exemple)

> un état dépressif

> une hypotension (les vaisseaux sanguins du cerveau étant trop dilatés) ou à l'inverse, une hypertension (les vaisseaux sont trop serrés)

Il arrive que ce soit toujours le même facteur qui provoque une migraine mais certains problèmes peuvent aussi se cumuler ou se succéder provoquant dans tous les cas, une forme de migraine semblable ou différente.

On pourra ici assimiler certaines céphalées (maux de têtes localisés qui se déplacent autour de la tête, douleurs derrière ou au-dessus des yeux ou encore maux de têtes qui s'expriment par des douleurs au toucher sur le front et le crane) aux migraines classiques car les remèdes proposés sont adaptés à ces deux types de maux.

Nous proposons dans ce livre 7 facteurs possibles et fréquents qui peuvent être à l'origine de vos migraines en proposant pour chaque cas les solutions efficaces et vraiment adaptées au problème.

Pour plus d'un quart des migraineux, l'alimentation fait figure d'accusée ! De nombreux aliments sont accusés de déclencher (ou a minima de favoriser) les crises de migraine. C'est le cas, entre autres, pour :

- **l'alcool (en toute première place)**
- **le fromage**
- **les crèmes glacées**
- la charcuterie
- le chocolat
- le sucre et les sucreries
- l'excès de café

La probabilité de provoquer une migraine augmente si vous associez ces aliments lors d'un même repas. Plus généralement, les repas trop gras, trop riches peuvent être incriminés.

On peut aussi évoquer, de manière plus anecdotique, le syndrome "*du restaurant chinois*" : le glutamate, rehausseur de goût contenu dans certains plats asiatiques mais aussi dans des conserves et des surgelés, serait en cause, provoquant des maux de tête (générant en prime chez certains patients des cauchemars durant la nuit). Cette relation de cause à effet n'a cependant jamais pu être vraiment confirmée par une étude scientifique.

Des goûts et des *douleurs*

Chaque individu n'est pas sensible aux mêmes aliments : Laura a « *mal à la tête quand elle mange du melon et quand elle boit du vin rouge* », alors que Coralie incrimine « le chocolat et les vins pétillants ». Une autre personne aura une migraine à chaque fois qu'elle mange « *du fromage ou de la glace à la vanille* »

Une étude réalisée auprès de 500 patients de la « Clinique de la migraine de la Princesse Margaret », à Londres, permet toutefois d'apporter une réponse chiffrée sur les facteurs alimentaires qui déclenchent les maux de tête, confirmant la prédominance de certains aliments tels que :

- Les **boissons alcoolisées** sont citées par 20% des patients migraineux
- Le **chocolat et les fromages** sont cités par 17%
- La **bière** favoriserait la douleur chez 25%
- 15% des patients seraient sensibles au **vin rouge** (et non au vin blanc)

On déduit de cette étude qu'il semble raisonnable – si votre migraine est d'origine digestive – de réduire, a minima, sa consommation **d'alcool, de fromages et de chocolat** lorsque que l'on est migraineux.

Comment expliquer les migraines digestives ?

Les migraines peuvent être liées à un souci de digestion, et la **vésicule biliaire** notamment peut avoir, pour certains cas, un rôle important. La vésicule biliaire est un organe à côté du foie, qui contient de la bile. Cette bile a le pouvoir de rendre digeste toutes les matières grasses que nous avalons.

Si vous souffrez de migraines après chaque repas, c'est peut-être **parce que la vésicule n'a pas travaillé assez vite** : la bile produite ayant été insuffisante pour gérer la totalité de nourriture avalée. La digestion s'est alors mal déroulée et a ainsi engendré des maux de tête.

Le cas de la bilirubine

La bilirubine provient de la dégradation de l'hémoglobine des globules rouges sénescents **au niveau de la rate**. C'est un pigment jaune à l'origine de la coloration des urines. Elle circule dans le sang lié à une protéine, l'albumine, puis est captée au niveau du foie et est excrétée dans la bile. L'ictère, ou jaunisse, donne à la peau une couleur jaunâtre, et est causé par une accumulation de bilirubine dans le sang.

Un taux trop élevé ou une augmentation brutale de bilirubine dans le sang peut laisser supposer **une destruction anormale des globules rouges, une hépatite ou une cirrhose du foie**. Une bilirubine augmentée peut être observée notamment chez les nouveau-nés à cause du caractère immature du foie. On parlera alors d'ictère. La présence de pathologies affectant le foie telles que la cirrhose, une hépatite ou le **syndrome de Gilbert** [1], peut également se manifester par une bilirubine augmentée.

[1] La « **maladie de Gilbert** » (ou syndrome de Gilbert) est un excès de bilirubine qui provoque des migraines. C'est une maladie « orpheline » qui n'a hélas pas de véritable remède.

Ce problème de taux de bilirubine engendre un problème de bile qui s'accompagne de migraine.

En général, pour éviter les migraines digestives de ce type, on conseille :

- bien évidemment de **manger plus léger** (moins de gras, moins de fromages forts, pas de glaces, pas d'alcool…)

- de **faire du sport** « soft » (sans forcer, sans faire monter la pression à la tête) car cela permet d'éliminer la bilirubine

- d'**exposer son corps au soleil** car le soleil, à petite dose, favorise l'élimination de la bilirubine

Ainsi, certaines personnes qui mangent beaucoup (buffet à volonté, cocktails, petits déjeuners copieux, etc…) pendant leurs vacances mais qui s'exposent au soleil et pratiquent de nombreux sports tout au long de la journée (nage, plongée, marche, ski nautique, etc...) ne sont pas gênées par les migraines durant leurs séjours !

De plus, la détente qui est de mise durant les vacances contribue à la disparition du stress et donc des tensions (au niveau des nerfs et des muscles, notamment au niveau des cervicales).

Le cas spécifique de la crème glacée

La céphalée dite « de la crème glacée » survient durant les minutes qui suivent l'ingestion d'une glace généralement industrielle. Elle pourrait être due simplement à l'absorption de mauvais sucre ou bien à une vasoconstriction réflexe des vaisseaux cérébraux, survenant lors du refroidissement du palais.

Ce phénomène toucherait occasionnellement un tiers de la population générale, mais concernerait 90 % des migraineux. Ainsi si vous souffrez régulièrement de migraines et que la consommation de glaces vous déclenche des douleurs, pensez à les manger lentement… ou encore mieux, ne plus manger de crème glacée !

Pour les migraineux plus que pour les autres, la gourmandise est un vilain défaut !

L'idée n'étant pas de se priver de tout mais si le fait de ne pas boire d'alcool et de limiter la consommation de crème glacée et de chocolat vous permet de limiter les crises, votre choix doit être vite fait !

Ne plus consommer de sucre et de gluten ?

Certains médecins français préconisent de ne plus consommer de sucre ni de gluten car ces deux aliments ne sont pas nécessaires au corps humain et certaines personnes développent sans le savoir des allergies à leur égard.

Encore une fois, il ne coute pas grand-chose de tenir une semaine ou deux sans sucre, tout en évitant le pain, les pates afin de voir si une amélioration se produit.

Limiter les migraines digestives :

L'idée principale étant, nous l'avons vu, d'éviter les aliments susceptibles d'engendrer une migraine ou a minima d'en consommer moins lors d'un même repas ou d'une même journée. Néanmoins d'autres pistes peuvent être testées en parallèle lorsqu'il s'agit de migraines digestives :

** : faites une enquête sur vous-mêmes, par exemple en notant à chaque repas les aliments que vous mangez pendant 15 jours. Tenez un petit carnet où vous notez les jours où vous avez eu vos migraines, notez votre alimentation, la météo, vos colères, votre stress, vos douleurs au cou, vos douleurs aux yeux... avant et pendant la migraine.

Ceci vous aidera à trouver la solution pour éviter les migraines et pour les faire disparaître lorsqu'elles sont installées.

N'hésitez pas ensuite à montrer cette liste à votre médecin traitant ou à un spécialiste. Le conseil le plus simple sera évidemment **de limiter ou de cesser la consommation d'un aliment qui semble vous être défavorable** !

Conseil N°2 : vous pouvez tenter de **protéger votre estomac** en consommant des **gélules d'argile blanche ou verte avant le repas**.

La silice, l'aluminium et les sels minéraux qu'elle contient absorbe les toxines et protège vos muqueuses gastro-intestinales.

Le **chitosan**, un extrait de carapace de crustacés, permet de limiter les apports en graisses pour les éliminer par les voies naturelles et vous permet ainsi de mieux résister aux repas copieux.

La meilleure solution étant bien sûr de **manger lentement**, et surtout plus léger, c'est-à-dire en consommant des aliments dépourvus de trop de matières grasses.

Conseil N°3 : Il est possible de prendre des traitements naturels qui vont **stimuler la vésicule biliaire**, ce qui aura pour effet de lui faire produire plus de bile pour une meilleure assimilation des graisses. Plusieurs plantes sont réputées dans ce domaine, comme la **fumeterre**, qui est cholérétique ainsi que **cholagogue**, ce qui accélère la production de bile et aide à l'évacuation de la nourriture vers l'intestin.

Le radis noir s'avère également très efficace dans le même processus. Tout comme la **silymarine** (contenue dans le médicament sans ordonnance dont le nom commercial est *Légalon*)

Conseil N°4 : **Les repas doivent être pris à heures régulières** et bien équilibrés. <u>La consommation de caféine ne doit pas trop varier</u> et ne pas être excessive en dépit des pauses de fin de semaine par exemple.

Selon une étude américaine de 2019, **boire plus de deux cafés par jour augmenterait le risque de développer une migraine**.

Conseil N°5 : Favoriser la consommation de certains aliments tels que :

- Légumes frais non traités chimiquement (ex. : brocolis)
- Fruits mûrs, frais ou séchés naturellement (ex. : framboises)
- Oléagineux (ex. : amandes)
- Miel de qualité
- Viandes de qualité
- Farines complètes fraîchement moulues et pains réalisés avec ces farines
- Huiles crues de première pression à froid

Conseil N°6 : pimenter vos aliments ! En utilisant des piments rouges de type **(tabasco, harissa, sauce piment rouge chinoise)** en évitant les huiles pimentées, trop grasses.

Avec parcimonie pour éviter des douleurs au niveau des intestins ou des diarrhées.

Conseils alimentaires supplémentaires :

- Ne sautez pas de repas (les 3 repas ont leur importance)

- Evitez les aliments sucrés après un repas, et évitez le grignotage

- Évitez les fritures

- Buvez de l'eau : il est important de boire suffisamment d'eau. Certains maux de tête peuvent être dus à un simple **manque d'hydratation**. Par exemple : **avant un grand**

repas "à risques", essayez de boire une grande quantité d'eau. De même, <u>il faudra boire beaucoup pendant et après le repas</u> !

CURCUMA : LA RACINE DU BIEN ?

Le <u>curcuma frais</u> (il ressemble au gingembre en plus orangé) agit sur le foie et ne coute presque rien à l'éat de racine dans les boutiques BIO.

Et pourtant, si vous en croquez un bout de curcuma avant ou après chaque repas, il est possible que vos migraines digestives deviennent un mauvais souvenir… Essayez !

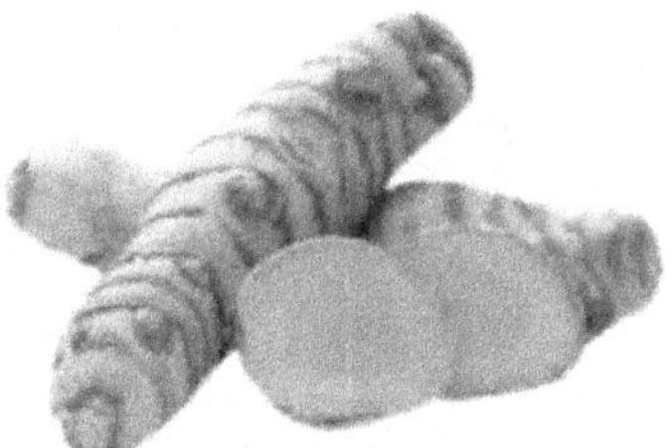

Attention, parfois le curcuma peut piquer un peu et marque la langue (couleur orangée).

Un cocktail « Santé » qui peut faire des miracles chez certains migraineux :

<u>Curcuma</u> en poudre dilué
dans un peu d'eau
auquel on ajoute
du <u>jus d'ananas</u>

Chaque matin avant le petit déjeuner (et éventuellement, en plus, le soir avant le diner). Certains ajoutent du **citron vert** pour obtenir un cocktail « détox » plus intense.

CAUSE N°2 : DES EFFORTS PHYSIQUES TROP INTENSES

Le sport : ami ou ennemi de la migraine ?

Les vacances sont souvent synonymes de sport. Mais si vous êtes migraineux vous savez sûrement que l'activité physique augmente vos douleurs lors d'une crise. Faut-il pour autant rester sans bouger ? Les dernières études suggèrent le contraire.

Rien n'est simple avec la migraine : les facteurs déclenchants sont nombreux, les variations individuelles aussi, sans parler des différences de réponse aux traitements proposés. Qu'en est-il de l'effet de l'exercice physique ?

En période de crise, le repos prime ! Mais qui dit repos ne dit pas nécessairement « dormir »

La migraine semble être aggravée par l'effort. La première chose à faire, si vous commencez à souffrir, est donc de vous arrêter et de vous reposer, si possible à l'abri de la lumière.

Une bonne forme physique et le sport contribuent à votre bien-être et évite l'apparition de la migraine (notamment les migraines digestives)

D'après la revue *Headache*, "*il y a un consensus sur le fait qu'**un exercice physique régulier et modéré permet de réduire la fréquence et l'intensité des crises migraineuses**". En dehors des crises, **une activité physique modérée** semble donc bien contribuer à l'amélioration de votre état que ce soit en termes de douleurs ou de durée de la douleur.

Un exercice physique violent peut-il déclencher une crise ?

De nombreux sportifs, amateurs ou professionnels se plaignent de maux de tête à l'effort, surtout lorsqu'ils pratiquent un sport de contact (football, lutte...). Ces douleurs sont en général attribuées à un traumatisme immédiat ou ancien, ou à un effort particulièrement intense (diminution de l'oxygénation des tissus).

Elles ne sont pas considérées comme faisant partie de la migraine classique. Néanmoins chez les patients migraineux, **l'effort brutal (une course rapide, un long footing ou même faire l'amour !) peut déclencher une véritable crise.**

La brusque augmentation d'oxyde d'azote serait à l'origine du problème (mais il peut aussi s'agir de faux mouvements qui amène un problème musculaire). On sait que ce composé est capable de **dilater les vaisseaux sanguins, mécanisme incriminé dans la survenue de la migraine.**

L'échauffement progressif, qui devrait toujours être de mise avant un gros exercice physique, est donc particulièrement indispensable chez les patients migraineux.

Les muscles de l'oeil

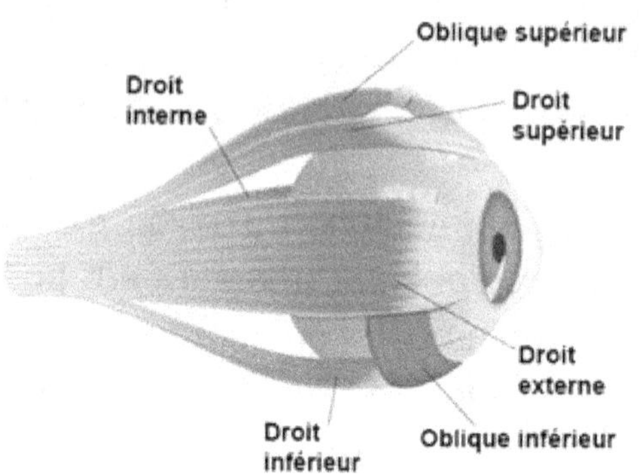

Voici le retour d'expérience de Michael R. de Nantes : *« Je pensais que mes migraines étaient 100% liées à un souci de foie, de bilirubine ou autre défaillance digestive. J'ai rencontré un médecin à qui j'ai parlé de mes céphalées, il m'a fait faire un rapide test oculaire et a constaté que j'avais un œil qui ne « travaillait » qu'à 20% !*

Ce qui amenait nécessairement un dérèglement au niveau des nerfs optiques. J'ai donc fait 10 séances (remboursées) chez un orthoptiste pour rééduquer mon œil. Et dès la 4ème séance - mon œil fonctionnait alors à 45% - j'ai constaté que bien qu'en mangeant comme avant des aliments gras, de fromage, de vin... mes migraines apparaissaient beaucoup moins.

Et quand un petit mal de tête se faisait sentir, une simple Ibuprofene suffisait. En corrigeant mon œil défaillant, j'ai réglé mon souci de migraine qui me paraissait impossible à résoudre à moins de faire toujours très attention à tout ce que je mangeais, ce qui m'était impossible à cause de mes repas d'affaires notamment.

Aujourd'hui, pour continuer à faire travailler mes yeux, je fais chaque matin des étirements et des rotations avec mes yeux en même tout ou en alternance, je fais loucher mes yeux, je fixe un point en haut, puis en bas, puis sur les côtés… ou je fais ces exercices des yeux dès que je sens poindre un mal de tête ou une douleur dans l'œil… et depuis que je fais cela, je n'ai jamais plus de migraine !

*Tout venait des yeux en ce qui me concerne !
Par prudence, je retourne parfois chez
l'orthoptiste pour faire un check-up ou des petites
sessions de recalage des yeux ! Et en parallèle,
je mange plus léger, je m'étire le cou et je fais de
la marche. »*

**Il est possible que votre migraine soit causée
par un souci au niveau des muscles de l'œil :**
consultez un orthoptiste qui saura vous dire si
vous avez un souci au niveau du muscle ou du
nerf optique et si vous avez besoin d'une
rééducation en 10 séances.
Si votre problème semble réglé, il faut continuer
à voir le praticien afin de faire un contrôle et une
mise à jour avec éventuellement des exercices
oculaires à la maison.
Parfois des lunettes peuvent aussi aider à régler
un problème oculaire susceptible de déclencher
des maux de têtes réguliers.

Une simple visite chez un **ophtalmo** peut vous
permettre d'obtenir des verres mieux adaptés

(qui fatigueront moins vos yeux) même si vous pensiez que vos verres actuels (calculés 5 ou 10 ans auparavant) correspondaient parfaitement à votre vue qui, selon vous, n'avez pas bougé.

Douleur dans l'œil et digestion ?

Les maladies inflammatoires chroniques de l'intestin peuvent être à l'origine de pathologies extra-digestives comme des atteintes oculaires.
Il existe des preuves d'un lien entre l'intestin et l'œil, appelé **axe intestin-œil.** On peut donc faire un lien entre « digestion » et « douleur dans les yeux ». A ce titre, certains patients remarquent qu'en faisant des exercices oculaires (rotation des yeux en haut en bas, rotation des yeux de droite à gauche), ils sentent leur estomac ou leurs intestins se libérer !

Concernant les yeux, on notera enfin ce remède de grand-mère : l'irritation des yeux causée par **l'épluchage d'un oignon frais** fait parfois disparaître la migraine comme par magie chez certains patients ! Essayez !

CAUSE N°4 : ENCOMBREMENT DES SINUS
(sinusites chroniques)

Certaines migraines sont provoquées par un encombrement des sinus. Ceci se traduit par des douleurs presque constantes (même hors migraines) au-dessus des sourcils par exemple. La sinusite correspond à l'inflammation des muqueuses des sinus, des cavités situées au-dessus ou de part et d'autre du nez.

La solution est alors de nettoyer régulièrement vos sinus avec un produit tel que le *Sterimar*. Mais pour un lavage de nez quotidien en prévention, il est préférable d'utiliser un spray d'eau de mer isotonique.

Mieux encore, vous pouvez utiliser une poire spéciale qui vous permet d'injecter de l'eau dans chaque narine, afin de remplir (et donc de nettoyer) les sinus.

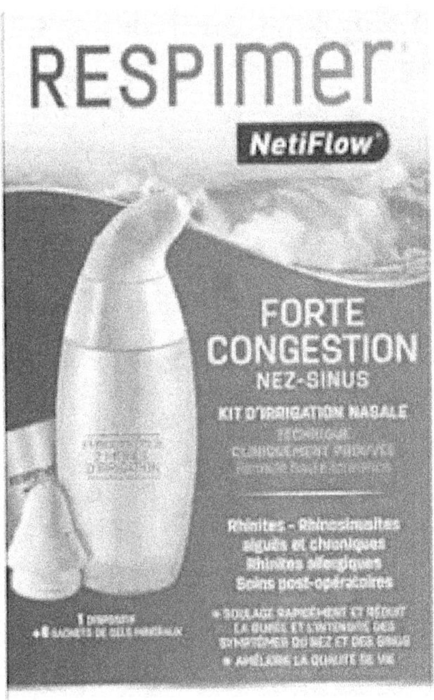

Fig. 1 - Poire pour le nettoyage des sinus

L'eau qui rentre dans la narine droite doit sortir par la narine gauche et inversement.

L'eau doit être idéalement <u>tiède</u> et peut être enrichie de bicarbonate de Sodium (ou de fleur de sel).

Une autre solution pour nettoyer les sinus :
faire chauffer une casserole d'eau. Lorsqu'elle
bout, baissez le feu, ajoutez 3 à 5 gouttes d'huile
essentielle **d'eucalyptus radié** et penchez la
tête au-dessus de la casserole pour respirer la
vapeur. On peut aussi mélanger 3 gouttes
d'eucalyptus avec 2 gouttes d'huile essentielle
de **menthe poivrée (et éventuellement de
Thym)**, décongestionnante et souvent efficace
en cas de mal de tête. Restez 10 minutes au-
dessus de la vapeur, en essayant de respirer
uniquement par le nez. À faire 2 à 3 fois par jour
en cas de crise (attention, l'inhalation de ces
huiles est interdite aux femmes enceintes).

Nettoyez votre nez avec du citron diluée :
riche en vitamine C, le citron est un antioxydant
et **un allié précieux :** diluez le citron avec un
petit peu d'eau puis pulvérisez ce mélange en
spray dans vos fosses nasales. Désagréable
mais efficace.

Le cas de l'Hypotension

Voici l'histoire de Stéphane T., 45 ans, qui souffrait régulièrement de migraines dès qu'il faisait un repas copieux, maux qui s'accentuaient quand il était fatigué. Après avoir testé l'**Imigrane** (un triptan très efficace qui se prend en spray nasal, délivré sur ordonnance), Stéphane a constaté que sa migraine, pourtant violente, avait disparu en moins de 15 minutes.

L'Imigrane joue en fait le rôle de la sérotonine et a un effet vasoconstricteur (il resserre les vaisseaux), aussi Stéphane a-t-il compris qu'il serait judicieux de tester des médicaments, des plantes ou des aliments de type vasoconstricteurs (qui resserrent les vaisseaux et augmentent ainsi la pression artérielle) lorsqu'il avait une migraine (puisqu'il souffrait certainement d'une « forme d'hypotension » qui favorisait les migraines). En parallèle, il allait aussi devoir éviter ou diminuer tout ce qui pouvait contribuer à faire baisser sa tension.

Stéphane avait aussi remarqué qu'une **pulvérisation d'eau froide**, permettait de faire disparaitre ses douleurs, le temps de la pulvérisation ! Ceci, tout simplement parce que le froid sur le front semble jouer temporairement ce fameux effet vasoconstricteur tant recherché et bienfaiteur.

Ainsi, on retrouve dans un grand nombre de médicaments, une molécule qui peut avoir un effet vasoconstricteur. C'est notamment le cas des médicaments disponibles sur ordonnance et administrés par voie nasale : Aturgyl, Derinox, Deturgylone, Humoxal, Rhinofluimicil…

Du coté des traitements naturels, on peut essayer de consommer du « **petit houx** » (disponible en gélules), de **la réglisse** et de l'éphédrine (un vasoconstricteur alcaloïde, extrait de la plante **Ephedra** disponible sous forme de gouttes à diluer dans de l'eau).

Enfin, dans le doute, <u>en cas d'hypotension</u> avérée, **<u>il faut éviter</u> les aliments supposés être vasodilatateurs :** noix, pastèque, chocolat noir, piment de cayenne, raisin, pépins de raisin, vin rouge, ail, betteraves, cannelle.

Pour tenter de définir si votre migraine est liée à une forme d'hypotension, notez ce que vous consommez et regardez si certains aliments listés ci-dessus vous donnent des maux de têtes.

L'idéal étant de voir un médecin qui pourra diagnostiquer une hypotension ou des irrégularités dans votre tension.

Le cas de l'Hypertension

À l'inverse, l'hypertension peut être elle aussi la cause de migraines répétées (empêchant de manger, générant des vomissements etc.).

On la définit par une pression artérielle trop élevée, l'hypertension artérielle étant certainement une des maladies chroniques les plus fréquentes en France. Cette hypertension pouvant être provoquée par plusieurs facteurs, il est souhaitable de trouver des solutions permettant de baisser la tension ou idéalement de la réguler.

On peut notamment utiliser des plantes telles que l'aubépine et la passiflore, limiter les aliments qui font monter la tension (réglisse, sel...) et favoriser les aliments qui régulent (brocolis, gingembre, ail frais - disponible aussi en gélules, patate douce, yahourt, amandes crues...).

Hypertension, marche et étirements

Il a été démontré que la marche rapide (et non la course) contribue à diminuer la tension. De plus, une étude de l'Université de la Saskatchewan aux Etats-Unis a prouvé que **les étirements pouvaient réduire la tension artérielle**.

Cette découverte, publiée fin 2020 dans le *Journal of Physical Activity and Health*, montre que les étirements de tout le corps (et notamment les jambes) pourraient désormais faire partie d'un plan de traitement des personnes souffrant d'hypertension : « lorsque vous étirez vos muscles, vous étirez les artères qui alimentent les muscles. Si vous réduisez la « raideur » de vos artères, la circulation sanguine rencontre moins de résistance »

Régulariser sa tension

La cause de la migraine peut aussi être liée à des variations de tensions. Le sujet est parfois en hypertension et d'autres fois en hypotension, ce qui peut être la source de forts maux de tête.

Citons ici l'exemple de Madame Annick D. qui était une migraineuse depuis 20 ans (avec l'impossibilité de se lever, des vertiges et des vomissements réguliers). Elle ne trouvait plus de solution à son problème et avait abandonné l'idée de pouvoir soigner ses migraines. Un jour de forte crise, alors qu'elle se trouvait à proximité d'une pharmacie, le pharmacien eut l'idée de l'inviter à prendre sa tension dans son officine, tension qui s'est avérée être très haute.

Après quelques analyses, les migraines d'Annick se sont avérées être en fait liées à un dérèglement de sa tension. Un médecin lui a alors donné un traitement de fond « à vie », disponible sur ordonnance (SELOKEN LP 200 mg et CANDESARTAN – HYDOCHLOROTHIAZIDE 16mg) permettant de **réguler sa tension** (qui fluctuait soit en hausse soit en baisse lors des migraines) et Annick a ainsi pu dire adieu à ses soucis de migraine.

La névralgie d'Arnold (ou névralgie occipitale) peut être **une cause très fréquente de la migraine** ainsi que de violents maux de têtes. Vous avez une douleur sur un coté du cou ? Vous ressentez des douleurs/brulures au niveau des arcades sourcilières et/ou à l'arrière du crâne et/ou sur le front ? Cette sensation se rapproche au toucher de douleurs de piqures d'insecte ou de bleus ?
La douleur va selon les jours de la base de la tête, puis le long du cuir chevelu et attend parfois l'œil ?

Alors vous êtes peut-être sujet au **syndrome d'Arnold !** Un syndrome responsable de nombreuses migraines !

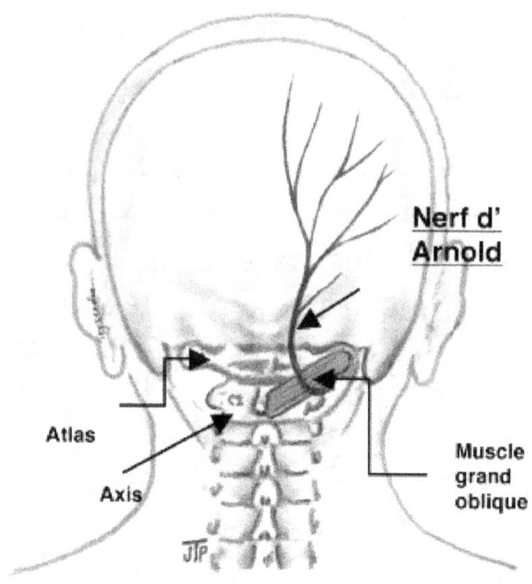

Fig. 2 - Nerf d'arnold droit

La névralgie apparait lorsque le nerf grand occipital (ou nerf d'Arnold) est compressé, ce nerf entrant en conflit avec les éléments du cou tels que les os de la colonne vertébrale cervicale où il prend naissance, autrement dit les premières vertèbres (C-1 nommée ATLAS et C-2 nommée AXIS).

La névralgie est généralement provoquée par une inflammation à la base de la nuque. Un point qu'il est hélas assez difficile d'atteindre avec ses doigts pour effectuer un massage local.

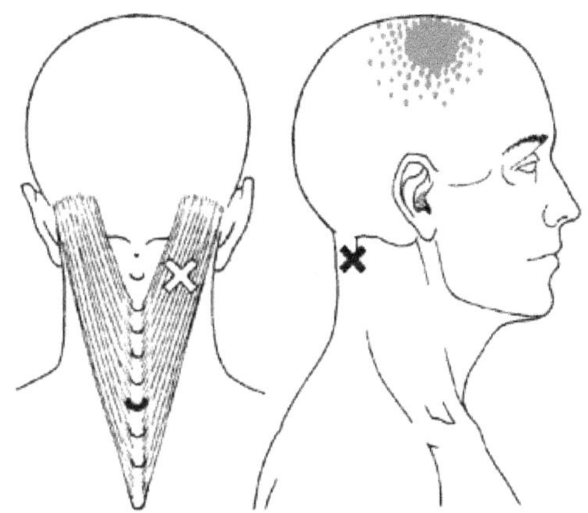

Fig. 3 - Point déclencheur sous le crâne

En outre, la névralgie d'Arnold peut provenir notamment :

- d'un <u>nerf rachidien irrité</u>

- d'une <u>anomalie congénitale</u> de la charnière « crâne/vertèbre »

- de rhumatismes, d'un <u>kyste</u>, d'une hernie…

- d'une <u>arthrose</u> au niveau du nerf grand occipital

- d'une <u>contracture musculaire</u> qui irrite le nerf d'Arnold

Plus globalement, il s'agit dans tous les cas d'un souci au niveau des premières cervicales qui va engendrer des douleurs **unilatérales** dans le crâne (céphalées, migraines) mais parfois aussi des nausées et des vertiges.

Comment soigner ce type de névralgie ?

Il arrive que les symptômes disparaissent d'eux-mêmes, pour toujours ou à certains moments de la vie. Néanmoins, il est souvent possible de traiter le problème avec les solutions suivantes :

- l'acupuncture, la naturopathie ou la phytothérapie peuvent résoudre le problème

- on peut bien évidemment se faire manipuler en douceur au niveau des cervicales par un kiné ou un ostéopathe

- en cas de crise d'arthrose naissante, lorsque la douleur (la compression) apparait derrière le crâne, sur un côté, à la suite d'une mauvaise position (sur l'ordinateur par exemple ou en dormant), il peut être judicieux de boire juste après tout simplement un grand verre d'eau de type Badoit®. Ceci pouvant aider à ne pas endiguer la propagation de la névralgie au nerf d'Arnold.

- si vous sentez une douleur sur la nuque, vous pouvez alors rapidement prendre du paracétamol et/ou de simples anti-inflammatoires non stéroïdiens (Ibuprofene 400 mg ou Spifen 400 mg ou Acétaminophène) qui permettront d'éviter d'enflammer les tissus. Un médicament, délivré sur ordonnance est toutefois préconisé spécifiquement pour le syndrome d'Arnold : le **Tegretol**. C'est un médicament à base de <u>carbamazépine</u> qui est un dérivé de la dibenzazépine dotée de propriétés antiépileptiques, neurotropes et psychotropes, et agit principalement sur les canaux sodiques voltage-dépendants.

- on peut aussi avoir recours à des injections composées d'un anesthésique local et de cortisone

- il est judicieux de modifier et de tester la meilleure hauteur pour vos coussins lorsque vous dormez. A priori des coussins plus épais (relevant plus votre tête) semblent avoir un effet positif sur le syndrome. De plus, on évitera de dormir trop longtemps (7 heures environ)

Des exercices quotidiens

Vous pouvez tout au long de la journée vous masser le cou, au niveau des cervicales (au centre) ou au niveau des muscles (sur le côté du cou qui semble être atteint).

De plus, il est recommandé de vous étirer le dos et le cou en douceur, dès que possible en faisant des exercices qui aident à relâcher les muscles notamment si vous restez longtemps assis devant un ordinateur par exemple :

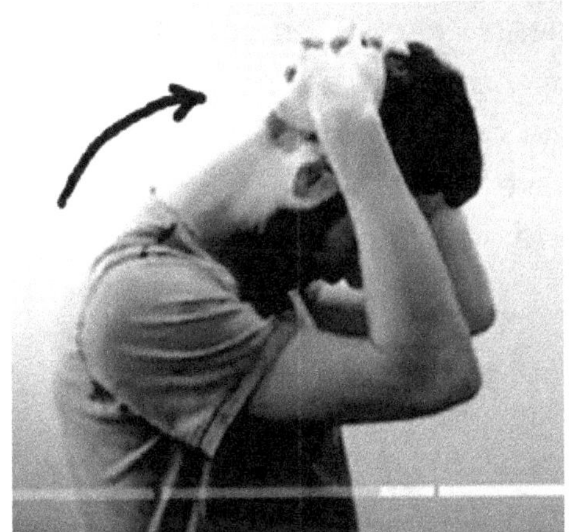

Fig. 4 - Exercice d'étirement préconisé par un kiné

Mettez un rappel quotidien sur votre mobile ou un Post-it sur votre bureau afin de penser à faire ces exercices régulièrement !

Masser les points d'acupression du cou

L'acupression (pression ou massage doux des points d'acuponcture) est une forme d'acupuncture et de réflexothérapie qui joue sur les points cruciaux au niveau des tempes, du cou et des yeux. Vous devez masser un point précis en appuyant légèrement ou avec des petits mouvements circulaires pendant une minute environ. Vous pouvez frictionner la zone avec une boule de menthol ou du baume du tigre ou encore avec une huile essentielle telle que la **gaulthérie** (idéale pour détendre les muscles).

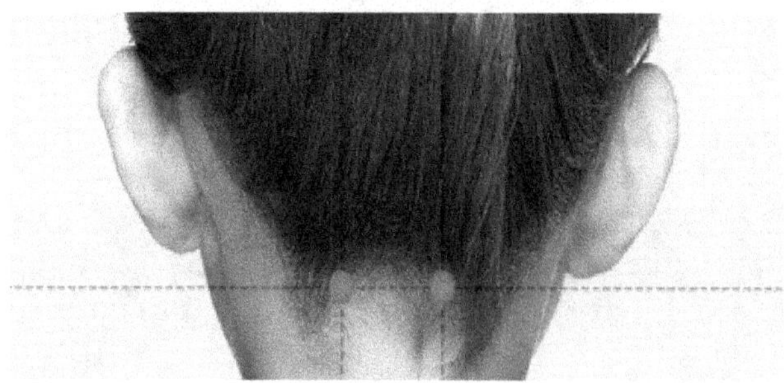

Fig. 5 – Localisation des points d'accupression sous la naissance du crane

Les aliments à éviter car ils pourraient favoriser des crises d'arthrose

Même si le lien entre crise d'arthrose et alimentation n'est pas officiellement établie, il faut éviter les aliments suivants qui ont un lien direct avec le déclenchement potentiel de crises d'arthrose ou de tensions au niveau des cervicales, notamment s'ils sont consommés en même temps !

On évitera donc les aliments suivants :

- *L'alcool*
- *La charcuterie*
- *La viande rouge*
- *Les frites et les chips*
- *Les biscuits, les sucreries et les boissons sucrées (sodas)*
- *Le pain blanc*
- *Et dans une moindre mesure : café, fromages…*

En revanche, pour lutter contre l'arthrose en général, il semble conseillé de consommer :
- *Gingembre*
- *Piments*

* *huile d'olive*
* *poissons gras*
* *fruits rouges*
* *brocolis, chou-fleur*
* *ananas…*

Voici le témoignage de Paul T. de Paris :
« J'avais constaté que dès que je buvais le moindre vers d'alcool ou lorsque je mangeais trop, la migraine arrivait. Toutefois j'avais aussi noté que pendant les vacances au soleil, sans stress, avec de la nage quotidienne, je pouvais manger et boire (presque) tout ce que je voulais.
J'ai consulté des docteurs pour mon foie, j'ai rencontré des médecins spécialisés dans les migraines et des gastroentérologues mais en vain.

Un jour j'ai constaté que j'avais - même sans si je n'avais pas de migraine - des zones douloureuses dans le cou, à la naissance du crane et ensuite au niveau des sourcils et du front, ces zones étaient douloureuses au toucher. J'ai alors compris que j'avais une légère arthrose des cervicales qui me compressait le nerf sur le côté gauche. J'ai donc essayé de faire des exercices d'étirements et de massage du cou tout au long de la journée, tout en massant doucement le point douloureux quand je sentais le mal dans le cou.

Je prenais parfois un petit Nurofen pour m'aider à faire disparaitre l'inflammation. Mes migraines ont alors fortement diminué. Malgré cela, je ne comprenais pas le lien avec la nourriture mais il se trouve certains aliments semblent directement agir de façon négative sur l'arthrose. C'est le cas de l'alcool, des aliments gras (fromages, charcuterie…) et des sucres.

Aujourd'hui je ne bois plus d'alcool et je mange moins gras, je fais un peu plus attention à mon alimentation et je continue de prendre soins de mon cou ! Et tout va bien !

Je dois néanmoins préciser que tout écart est vite sanctionné : si par mégarde je consomme *trop de café, de gras ou d'alcool dans une même journée et si je n'ai pas le temps d'endiguer l'inflammation du nerf, alors les tensions s'installent dans le cou et montent partout dans le crane : la migraine revient, s'installant pour 2 jours au moins... néanmoins, la plupart du temps, si mon repas est trop copieux et si je sens la fameuse douleur initiale à l'arrière de mon crâne, je prends immédiatement un ibuprofène 400 anti-inflammatoire, je m'étire lentement, je masse longuement et le problème se règle très souvent ainsi.*

Mais il faut avoir la présence d'esprit de gérer le problème rapidement avant que la douleur ne se diffuse. »

CAUSE N°7 : Déficit en Magnésium et en Coenzyme Q10

Le **magnésium** (que l'on trouve dans les amandes, les noix et les noisettes), est un aliment intéressant dans la prévention des migraines. Il module le stress et joue un rôle dans la transmission de l'influx nerveux et dans la contraction musculaire.

Un taux faible de magnésium provoque des soucis liés à la migraine (vasoconstriction artérielle au niveau du cerveau, diminution des effets relaxants au niveau des muscles vasculaires).

On constate que les concentrations en magnésium sont basses chez les migraineux. Ainsi une administration de 500 mg par jour pendant 3 mois peut être préconisée en vue d'une amélioration effective et prouvée.

Le **Coenzyme Q10** (que l'on trouve en cosmétique mais aussi dans la viande et le poisson) agit au niveau des mitochondries afin d'assurer la synthèse d'énergie au sein des cellules.

Le pouvoir antioxydant du Q10 permet de neutraliser les radicaux libres produits lors des migraines. On pourra donc faire une cure combinée de Q10 et de magnésium.

Si malgré les solutions préconisées ci-dessus, vos migraines persistent, il est bien évidemment encore possible de trouver d'autres voies pour atténuer le problème.

Un **taux de glycémie** trop bas peut avoir une incidence sur vos migraines : si vous ne mangez pas à intervalle régulier, votre taux glycémique peut se trouver trop bas et peut être à l'origine d'une migraine. Essayez d'**avaler un morceau de sucre** si vous sentez poindre la migraine.

Il peut aussi s'agir d'un **problème de dents** ! Certains maux de tête sont dus à un mauvais emplacement des dents, mais aussi au fait que vous grinciez des dents ou que vous ayez tendance à régulièrement crisper vos mâchoires. Il serait donc judicieux d'aller voir un dentiste afin de voir si vous n'auriez pas besoin d'un traitement occlusal (**équilibrage dentaire**) ou de tout autre soin qui vous éviterait d'avoir régulièrement des douleurs qui remontent vers la tête.

Une fois qu'il aura identifié les facteurs déclenchants ou aggravants, le migraineux peut toujours déployer sa propre stratégie d'apprivoisement de la maladie, parfois **en mixant plusieurs solutions**. En dehors des médicaments, qui traitent le fond de la maladie migraineuse ou la crise, des conseils sans médicaments peuvent être apportés.

Voici donc d'autres remèdes connus et naturels pour diminuer ou faire disparaître une migraine qui s'est installée (à tester à chaque nouvelle crise, selon votre cas et votre type de migraine).

- Le **saule blanc** : grâce à certaines substances proches de l'aspirine pharmaceutique, le saule blanc est efficace pour calmer les maux de tête.

- Les **amandes** : elles contiennent une substance appelée **salicine** qui est un analgésique et de plus est l'un des ingrédients principaux de l'aspirine (Acide salicylique). Attention cependant, les amandes peuvent aussi avoir un effet négatif en cas de migraine liée à de l'hypotension (voir le paragraphe correspondant).

- L'**huile d'onagre** : il s'agit d'une huile végétale que vous trouverez plus facilement sous forme de capsule car elle se conserve très mal sous forme liquide. Elle favorise la circulation sanguine. En effet elle contient un acide aminé : la **phénylalanine** qui permet de diminuer les douleurs liées aux maux de tête.

- L'**huile essentielle de menthe poivrée** : en cas de maux de tête, ce remède est parfois efficace. Il vous suffit de frictionner simplement vos tempes avec quelques gouttes d'huile essentielle de menthe poivrée. Vous pouvez aussi la mélanger avec de l'huile essentielle de romarin et/ou *d'eucalyptus radiata*.

- L'**huile essentielle de lavande** : elle est également excellente pour les personnes qui en apprécient l'odeur particulière. Vous pouvez également utiliser ces huiles essentielles afin de parfumer la pièce dans laquelle vous vous trouvez, le mieux étant d'aller vous reposer dans une pièce sombre et fraîche afin de vous détendre au maximum. Mettez quelques gouttes dans un brûle-parfums ou vaporisez-les dans la pièce afin d'en respirer les effluves.

- Les autres huiles essentielles à tester :
- ✓ Huile essentielle de petitgrain
- ✓ Huile essentielle de néroli
- ✓ Huile essentielle de vétiver
- ✓ Huile essentielle de mandarine

Faites une compresse en y mettant quelques gouttes et appliquez-la sur le cou.

- Le **gingembre** : une tisane de gingembre a un effet anti-inflammatoire ce qui agit par conséquent sur les maux de tête d'origines inflammatoires. Mais, attention, le gingembre ne semble pas adapté aux migraines liées à une hypotension artérielle.

- La **bromélase** ou bromélaïne : c'est une enzyme tirée de la tige de l'ananas vert. Elle est particulièrement efficace dans le traitement de la migraine associée à l'inflammation et à la congestion sanguine. Le Magnésium (citrate de Magnésium) et le Tilleul amplifient les effets de la Bromélase, en plus de régulariser les spasmes vasculaires. **La Grande Camomille** (Tanacetum Parthenium) peut remplacer la Bromélase, car elle est dotée de propriétés anti-inflammatoires et décongestionnantes de la circulation sanguine.

- Le **Désmodium** : il peut aider à ne plus avoir les migraines liées aux soucis de foie et de digestion (une cuillère à café trois fois par jour pendant 1 mois… un flacon coute une dizaine d'euros)

- Le **bain de pied de moutarde** que l'on prépare en délayant 100 gr de farine de moutarde dans de l'eau chaude serait recommandé pour les violentes migraines

- Le **bain de siège froid** (découvert par Louis Kühne). Il consiste mettre vos fesses dans une bassine d'eau froide le matin pendant 10 minutes :

> Désintoxication des toxines et mauvaises graisses du bas ventre
> Action sur la digestion

Cette concentration de froid permettrait de « libérer le cerveau » et donc de soulager des maux de têtes liés à la pression artérielle ou à un stress.

Contre la migraine : la toxine botulique, plus connue sous le nom de Botox !

Depuis 2008, le CHU de Limoges utilise le botox pour aider les patients souffrant de migraines et résistant aux traitements existants. Une fois injectée sous la peau, au-dessus des sourcils, des tempes et des cervicales, la toxine botulique permet progressivement de détendre les muscles provoquant ainsi un soulagement de la migraine.

Lorsque l'on a des crises de migraines répétées, les muscles vont être contractés de manière permanente. Le système nerveux central va être bombardé de signaux douloureux, provoquer de plus en plus de migraines et donc aggraver les contractions musculaires : c'est un cercle vicieux.

La toxine botulique permet de décontracter les différents muscles - le muscle temporal, les muscles de la nuque, entre les sourcils - et peut rompre ce cercle vicieux.

Après trois mois de traitement, les conclusions montrent que :
-	Les crises migraineuses sont diminuées de 60% chez ceux ayant plus de 15 crises par mois ;
-	Les effets secondaires attendus restent faibles (faiblesse musculaire, vision double, douleurs au cou) ;
-	Les patients voient leur qualité de vie améliorée par une réduction de leurs douleurs.

Le cout est d'environ 300 euros pour une séance tous les 3 à 6 mois.

Les triptans : des remèdes <u>non naturels</u> mais très efficaces !

Si vous ne parvenez pas à vous défaire de vos migraines, vous devrez vous tourner vers les triptans (tels que le **Eletriptan**, **Relpax** ou le **Zomig Oro**) qui sont des médicaments sur ordonnance. Il vous faudra donc obligatoirement **demander l'avais de votre médecin pour vous procurer ces médicaments**.

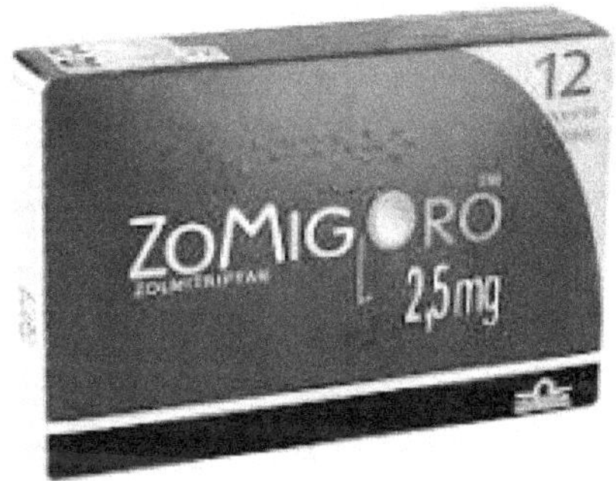

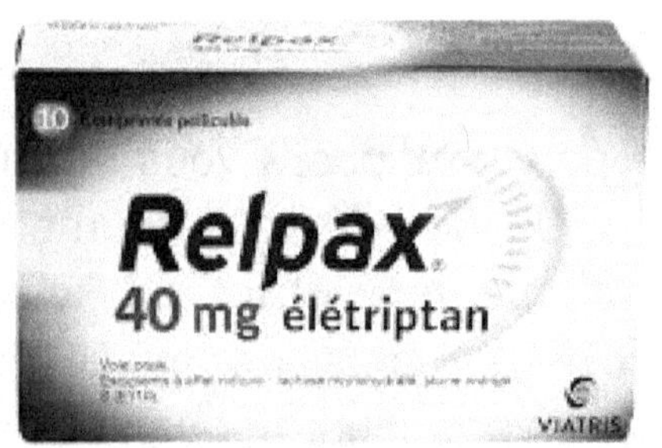

En général, les triptans stimulent certains récepteurs de la sérotonine. Ceci a pour effet de réduire la dilatation des vaisseaux sanguins. Ils bloquent de même des récepteurs présynatiques, inhibant le relargage de substances vasodilatatrices.

Ils auraient également une action directe sur les voies de la douleur. Ils ne sont actifs que dans le traitement de la crise de migraine lorsqu'elle est en train d'arriver (idéalement) ou lorsqu'elle est là.

L'avantage du Zomig Oro vient du fait qu'il fond sous la langue (très pratique en cas de migraine digestive). L'équivalent existe aussi sous la forme d'un stick nasal :

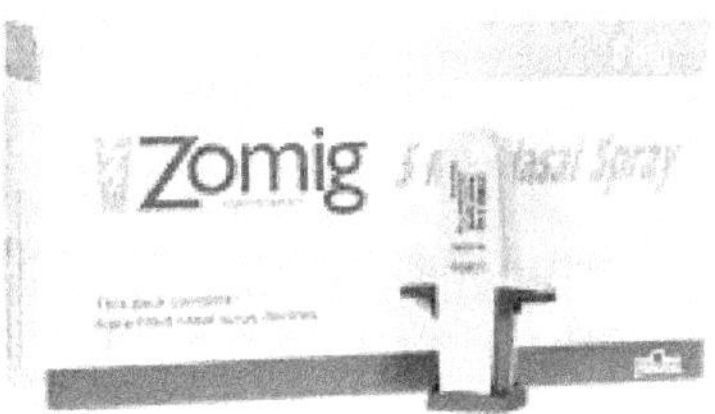

Le Sumatriptan par voie sous-cutanée est certainement la forme la plus efficace pour agir vite et à coup sur. Il est, en outre, intéressant dans les formes migraineuses avec nausées importantes (empêchant l'absorption d'un médicament par voie orale).

Pour un **traitement de fond**, un spécialiste choisira plutôt certains bêta-bloquants (Métoprolol, Propranolol...), des dérivés ergotés (dihydroergotamine, méthysergide) et d'autres antimigraineux (flunarizine, amitriptyline, indoramine, oxétorone, pizotifène et topiramate).

Le **Propranolol,** notamment, est une substance qui inhibe le système sympathique. Il est utilisé en traitement de fond des **migraines et des algies vasculaires de la face** mais aussi pour traiter les tremblements, éviter les palpitations ou l'accélération du cœur lors des situations stressantes. Par exemple, en cas de fortes douleurs au-dessus des yeux (sourcils), un bété-bloquant tel que le Propranolol s'avère en général très efficace.

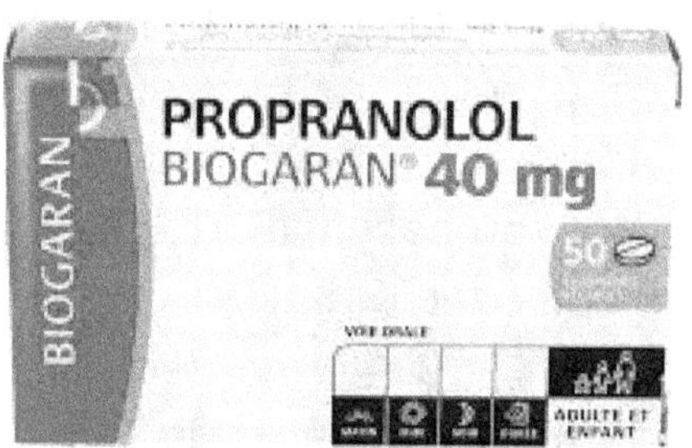

L'**aimovig** a fait son apparition vers 2021, il est composé d'*érénumab*, employé désormais pour les migraines chroniques en injection sous la peau.

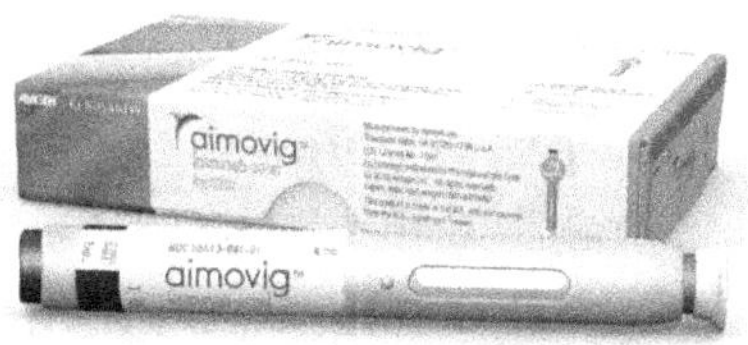

AQUITPA : un autre médicament depuis 2025

AQUIPTA est un nouveau indiqué pour prévenir la migraine chez l'adulte ayant au moins 4 jours de migraine par mois. AQUIPTA est à base d'atogépant, un nouveau principe actif antagoniste des récepteurs du CGRP (calcitonin gene-related peptide).
La dose recommandée est de 1 comprimé d'AQUIPTAN 60 mg par jour.

On peut aussi citer le récent médicament **Symbravo** (méloxicam et rizatriptan).

Mais tous ces médicaments ne sont pas tous anodins et sont délivrés uniquement sur ordonnance.

Il est donc toujours préférable de chercher à corriger le problème en amont plutôt que d'avoir recours à des médicaments sauf dans le cas où seul un traitement de fond relativement bénin vous permet de régler le souci sur le long terme et vous évite d'avoir trop souvent recours à des médicaments de type Triptans ou autres…

MEMO POUR EN FINIR AVEC LES MIGRAINES

- **buvez** lors des repas (idéalement des eaux de type Badoit ou Hépar)
- **évitez l'alcool** et **limitez votre consommation de café** (2 à 3 par jour)
- consommez à chaque repas au moins un légume vert (épinards, brocolis…) ou un fruit
- évitez la crème glacée et le chocolat noir
- limitez le **pain blanc** et les pâtes (contenant du gluten) ainsi que les **acides gras saturés**
- limitez le **sucre** en général
- choisissez un coussin bien adapté à votre cou et **évitez de trop dormir** (y compris le week-end)
- faites tous les matins un **travail au niveau des yeux** pour assouplir les muscles oculaires (rotation de droite à gauche des yeux levés vers le ciel)
- exposez votre corps au **soleil** (ou aux UV) : des sessions n'excédant pas 30 minutes avec la tête et les yeux bien protégés
- **nettoyez vos sinus** régulièrement si vous les sentez encombrés (Sterimar, eau salée, inhalation, eucalyptus, cristaux de menthol)

- essayez de réguler votre tension (en évitant les aliments générant de l'hypertension ou de l'hypotension selon votre cas)
- faites régulièrement **un peu de sport** (marche, gymnastique, nage…) pour s'entretenir (sans excès, sans forcer et toujours en échauffant les membres sollicités)
- **étirez et massez régulièrement votre nuque** en vous faisant aider d'un éventuel anti-inflammatoire préventif
- faites aussi des **étirements** doux de tout le corps (bras, dos, jambes)
- apprenez à adapter vos médicaments en fonction du type de douleurs et en fonction de l'origine de la migraine (on ne prend pas indifféremment un Efferalgan, un Nurofen, un Zomig, une aspirine ou encore un Propranolol)
- évitez de laisser la douleur s'installer. Ne pas hésiter à prendre un petit médicament dès les premiers symptômes, notamment durant la nuit
- faites des cures régulières de **magnésium** et de Coenzyme **Q10**

POUR CONCLURE...

En prenant le temps de bien analyser vos crises, la plupart des migraines peuvent être évitées ou fortement atténuées en respectant ces quelques règles mais aussi en ayant une certaine hygiène de vie. Chacun doit donc chercher et peut trouver le remède qui lui convient le mieux. Nous sommes, hélas, tous différents face à la migraine mais **il existe toujours une solution adaptée à chaque type de migraine et à chaque personne**.

Si la migraine s'installe, là aussi, il est possible de tenter d'y remédier parfois par des solutions simples, naturelles et peu coûteuse. A vous de trouver la méthode qui s'applique le mieux à vos cas de migraines en adaptant vos réactions et vos éventuels médicaments selon l'origine de la douleur. Les médicaments anti-migraine devant être, comme nous l'avons vu, utilisés en dernier recours et le plus rarement possible. Il est préférable d'endiguer le mal en amont plutôt que de se médicamenter pour faire disparaître un mal que l'on a laissé s'installer !

Nous espérons que ce livre aura su vous donner des pistes utiles et efficaces et que les informations qu'il contient vous permettront de trouver la réponse aux questions que vous vous posiez sur vos douleurs, vous menant sur la douce voie de la sérénité et du bien-être, en laissant derrière vous tous les problèmes que la migraine engendre.

INDEX

www.ingramcontent.com/pod-product-compliance
Lightning Source LLC
Chambersburg PA
CBHW070958250726
48663CB00002B/275